LETTRE

D'UN

MÉDECIN DE CAMPAGNE.

Il en ceste façon son tonneau tempestoit pour entre ce peuple tant fervent et occupé, n'estre veu seul cessateur et ocieux. (RAB. *pro.* du l 3.)

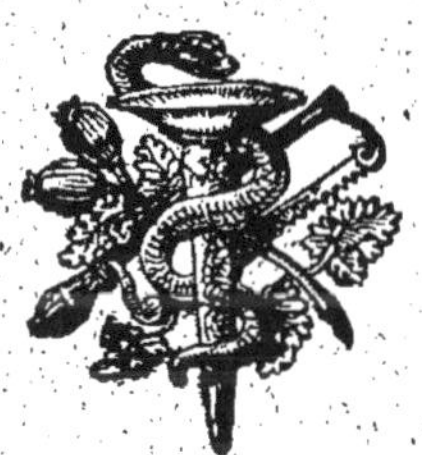

PARIS,

IMPRIMERIE DE G. LAGUIONIE ET COMP., RUE CHRISTINE, 2.

M. DCCCXXXVI.

LETTRE

D'UN

MÉDECIN DE CAMPAGNE.

Il en ceste façon son tonneau tempestoit pour, entre ce peuple tant fervent et occupé, n'estre veu seul cessateur et ocieux. (Rab. *pro.* du l. 3.)

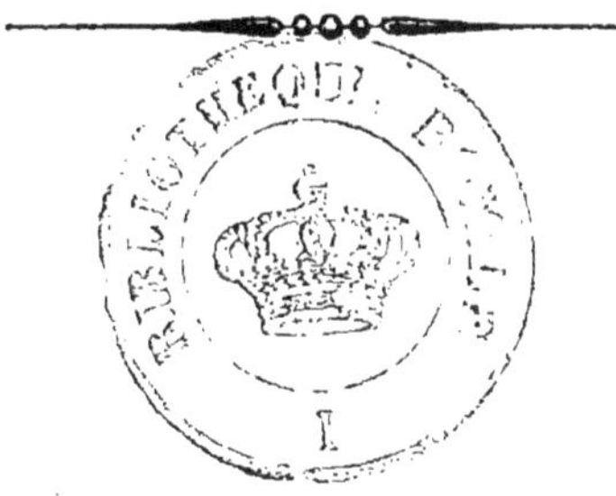

PARIS,

IMPRIMERIE DE G. LAGUIONIE ET COMP., RUE CHRISTINE, 2.

M. DCCCXXXVI.

LETTRE

D'UN

MÉDECIN DE CAMPAGNE

AU DOCTEUR **LEGROUX**, SON AMI.

Cœca regit vestigia filus.

Il y a dix-huit ans, mon cher Legroux, qu'il m'est venu à la pensée de chercher le moyen méthodique propre à classer les matières de la physiologie. Il s'agissait, comme tu sais, de ranger les fonctions dans l'ordre naturel qui les enchaîne pendant l'exécution de la vie. Il semblait suffire de s'appliquer seulement à regarder vivre une machine humaine, et de prendre note des phénomènes particuliers à mesure qu'ils se succédaient. Eh bien! cela ne suffit pas; les phénomènes sont si nombreux, si croisés que l'observateur est ébloui.

J'ai senti la nécessité de me choisir un guide; j'ai préféré la substance alimentaire, par la raison déduite parmi les notes; j'en ai suivi la marche depuis l'impression qu'elle fait sur un individu qui a faim, jusqu'à son expulsion du corps qu'elle surcharge, et l'ensemble de la vie m'a paru se dérouler en fonctions successives, accollées par leurs points de jonction les plus importants.

Si le guide m'a bien conduit et que j'aie mal observé, la route restera tracée néanmoins, et la rectification sera facile. Le guide est-il bien choisi? cela ne me regarde plus.

Tu vas être exposé, mon cher, à entendre dire qu'une classification fait peu de chose à l'avancement de la science, et qu'on a tort de s'en occuper pendant dix-huit ans. Que les deux cent cinquante et une classifications, qui ont eu vie depuis Hippocrate, n'ont pas fait beaucoup progresser la physiologie. Que les physiologistes ont l'habitude modeste d'adopter celle de leur façon, seulement comme la moins mauvaise, attendu l'impossibilité *physique* d'en faire une bonne.

Il n'y a rien de pis que de ne pas avoir goût à ce que l'on fait. Les zoologistes, les botanistes seraient tous noyés dans les détails s'ils n'avaient pris la chose plus à cœur.

Fais-moi le plaisir de répondre à tout cela, que ton ami a foi en la classification et toutes ses vertus, qu'il a fait la deux cent cinquante-deuxième, et qu'il a le courage de la trouver excellente. Que toutes celles des pauvres auteurs, ses devanciers, ont servi beaucoup à la confection de la sienne qui peut aussi servir à d'autres pour en faire une meilleure. Qu'un médecin de village ne passe pas dix-huit ans de sa vie exclusivement à limer un ouvrage de deux feuilles d'impression. Qu'il manque rarement à manuscrire un in-4° pour démontrer ce qu'il y a d'utile dans son ouvrage avant de le publier, ou même avant de le faire. Enfin, cela était bon à quelque chose, il montrerait l'empreinte d'une découverte utile, toujours marquée sur un changement fait par un physiologiste, à l'ordre établi par ceux qui l'ont précédé.

Il s'agit maintenant de vider la querelle qui s'est élevée lors de notre dernière entrevue sur la forme de mon travail. Tu voulais que je fisse des aphorismes, au lieu d'une espèce de drame vital, dans lequel je donne aux rouages de la machine humaine des poses tant soit peu fantastiques.

Je persiste à détester la forme aphoristique, parce qu'elle m'ennuie partout où je la rencontre, et que je me fais scrupule d'ennuyer mon semblable, presque à coup sûr, tant qu'il reste des chances de faire autrement. A vrai dire, j'avais eu cette idée comme toi, mais moins pure; il s'y mêlait quelque envie de flatter mon penchant à la paresse.

J'aime mieux donner un canevas entier, à claire voie, dont les vides pourront être remplis par les *premiers qui seront de loisir*, par d'autres ou par moi.

A mon sens, tu me reprochais beaucoup plus justement le

grand nombre de propositions étranges que j'ai glissées dans le cadre, sans preuve, et comme on lance une pure hypothèse qu'on se soucie peu de réaliser. Mais tu peux te tranquilliser sur ce point, j'ai fait depuis un mois les notes explicatives que je t'avais promises. J'ai seulement quelque crainte d'avoir développé en les faisant un nouveau besoin d'annotation. Si cela est arrivé, c'est la faute du style d'aphorisme, et tu perds ta cause doublement.

Tu remarqueras facilement que la plupart des explications nouvelles, données aux phénomènes vitaux, dans cet opuscule, pour être étrangères à la science physiologique actuelle, ne sont pas moins le résultat de découvertes plus ou moins anciennes, qui, étouffées à leur naissance, sont restées la conviction à part de quelques adeptes ou de l'auteur, seul intéressé à la chose; lesquelles rassemblées, sont propres à devenir un corps de science tout aussi bien que les idées généralement reçues aujourd'hui.

Enfin, mon cher, je me laisse devenir auteur. J'ai tant retourné mon sujet, que ma conscience est tranquille; je renonce dorénavant à la faculté, d'effacer et replacer sans cesse dans un cadre qui n'atteindra pas la perfection de mon vivant, je ne manquerais pas de le décomposer en y touchant davantage. Imprime, imprime vite et publie, pour que je ne puisse plus me dédire.

Ton ami,

E. COLAS, D. M. P.

25 novembre 1836.

PHYSIOLOGIE.

ENCHAINEMENT DES FONCTIONS DE LA VIE HUMAINE.

La physiologie traite des actes de la vie dans l'état de santé, son but principal est d'éclairer la pathologie.

La vie est la manière d'être des corps organisés.

L'homme a besoin, pour exister dans l'univers dont il fait partie, de se conserver comme individu, et de se reproduire comme espèce.

La vie de l'individu consiste dans un état d'organisation matérielle, et des actions exercées sur les matériaux de l'univers ambiant. Ces actions détruisent l'organisation matérielle par leur seul fait, et ce même fait la recompose avec les matières étrangères : c'est ainsi que l'individu se conserve.

L'organisation matérielle de l'homme est distribuée en compartiments qu'on nomme organes, façonnés exprès pour se livrer à des actes divers qui servent à mettre l'individu en rapport avec les corps extérieurs, les éloigner ou les approcher s'ils sont nuisibles ou utiles, détruire l'existence propre à ces corps, se les appliquer, puis les rendre ensuite, différents, à l'univers extérieur qui semble ne faire que les leur prêter ; comme si l'existence individuelle n'était qu'une simple forme, à travers laquelle passent successivement et sans interruption pendant sa durée, une certaine quantité de matériaux qui séjournent à peine.

Si nous observons un acte complet de la machine entière dans un individu complet et vivant, suivant un ordre pareil à celui qui vient d'être indiqué, nous serons frappés de l'importance des fonctions qui établissent les rapports avec l'extérieur, dans le but de procurer les matériaux de réparation; les trois quarts de la masse individuelle y sont consacrés (1).

La machine use ses matériaux à mesure qu'elle fonctionne, elle est chargée de s'en procurer d'autres par elle-même. Cela suppose l'existence d'organes propres à l'avertir de ses pertes à mesure qu'elles s'effectuent, et les avertissements de ces organes peuvent raisonnablement être regardés comme la première impulsion de la machine (2).

A mesure qu'un organe s'épuise par ses fonctions, il le fait sentir au filet nerveux ou bien au ganglion chargé de sa surveillance (3). Celui-ci en transmet la sensation au cerveau sous forme de besoin, lorsque cette sensation est devenue suffisamment forte, ou de nature à lui être communiquée.

Les besoins peuvent se distinguer ainsi : 1° besoin d'exercer l'activité des organes; 2° de les soustraire aux causes de destruction.

Dans la première classe, il faut ranger le besoin d'aliments, d'exercice musculaire et cérébral. Dans la seconde, le besoin d'éviter la respiration d'un air vicié, le contact d'une température extrême, d'autres actions physiques ou chimiques agissant à l'extérieur, et de guérir les lésions intérieures.

Le besoin d'aliments peut être regardé comme le plus

considérable de tous, il va nous servir de guide. Dès qu'il existe, et que le cerveau est averti, tous les sens externes sont mis en action.

L'ŒIL perçoit la couleur répandue partout sur ce qui l'environne, cette qualité des corps est susceptible d'offrir des variétés infinies de nuance, depuis le rouge jusqu'au violet. Ces nuances peuvent se combiner en mille manières les unes avec les autres dans une foule immense de circonstances différentes d'intensité, d'étendue, de mouvement et de durée. C'est avec ces combinaisons que les couleurs parviennent à produire une quantité suffisante d'images pour donner à l'œil la puissance qui le met au premier rang parmi les autres sens externes. C'est l'œil qui fournit au cerveau les images les plus nombreuses, les plus distinctes, qui les reçoit de l'extérieur à de plus grandes distances, et avec le plus de promptitude.

L'OREILLE perçoit le son avec ses différents degrés d'élévation, son timbre, son intensité, sa durée et ses mouvements de succession. Il résulte de la combinaison des sons dans ces diverses circonstances, des bruits des cris, des voix, des paroles, des chants qui ne donnent pas à l'individu des connaissances aussi précieuses que celles fournies par la vision ; mais néanmoins, plus étendues encore que celles venues par les autres sens. L'ouie est le sens indispensable à l'homme pour vivre en société.

(4) LE CERVEAU, directement lié à ces organes, reçoit et garde les images qu'ils lui transmettent ; il SENT et se SOUVIENT. Il lie entre elles différentes parties d'une

sensation, ou deux sensations différentes, ou bien des souvenirs et des sensations nouvelles; il CRÉE des idées abstraites, si les organes précédents ont découvert la présence d'un corps alimentaire, le cerveau donne l'ordre qu'il soit approché; il VEUT (5).

LES MUSCLES avertis par les nerfs musculaires (6) portent l'individu à la rencontre du corps qui a été choisi, ou bien ils l'attirent par l'exercice de la voix ou des gestes.

LES NERFS MUSCULAIRES, ou bien partie de ces nerfs qui établissent la communication des muscles avec le cerveau, transmettent à celui-ci la sensation de la *résistance* que les muscles éprouvent dans le transport de la machine individuelle ou dans la préhension des corps extérieurs (7).

LA MAIN ET LA POINTE DE LA LANGUE sont le principal siége de cette sensation dont les manifestations se formulent à peu près ainsi : fluide, liquide, gluant, pâteux, souple, ferme, dur, poli, doux, rude, raboteux, pesant, lourd, immobile. C'est dans ces propriétés des corps qu'on a cru voir la preuve la plus distincte de leur existence matérielle (8).

Le corps alimentaire, une fois saisi, se trouve en rapport avec LA PEAU, organe limite de l'individu. Cet organe est chargé de sentir la température, dont la transmission ne produit au cerveau que des impressions assez inexactes et très bornées.

La spécialité de cette sensation pourrait même être contestée à la peau jusqu'à certain point (9); mais d'autres fonctions très utiles lui donnent une importance plus étendue, dans un genre tout différent (10).

Le nez perçoit l'odeur. Il peut la sentir à de grandes distances du corps qui l'exhale ; elle paraît être une émanation de la propre substance, destinée à faire connaître plus certainement au cerveau les qualités utiles ou nuisibles des corps alimentaires. Elle sert à l'instruire en même temps des qualités de l'air destiné à la respiration (11).

(12) La langue est destinée à percevoir la saveur. Elle est obligée de chercher cette propriété plus proondément encore dans la nature du corps alimentaire. Lorsque celui-ci commence à se dissoudre, elle y plonge ses papilles nues, elle les livre à son action (13), et la saveur qu'elles en tirent est le dernier résultat possible de recherches sur sa composition intime. C'est le motif le plus sûr pour déterminer le cerveau à rejeter définitivement, ou laisser introduire.

La langue est façonnée de manière à passer en revue toutes les propriétés déjà soumises à l'examen des autres sens, puisqu'aucun point du système musculaire ou de la peau ne sent aussi délicatement que certaines de ses parties, la résistance ou la température.

Après que l'aliment a passé par cette longue filière de précautions, supposons que le cerveau se décide à le faire admettre, et nous allons assister à des fonctions d'un nouvel ordre dont le but est de convertir le corps étranger en un liquide, afin qu'il puisse plus facilement être transporté partout où sa présence est nécessaire. Les organes qui exécutent cette fonction consistent principalement en une série de cavités et de conduits creusés à l'intérieur, pénétrant jusqu'à la dernière profondeur de toutes les parties du corps.

L'ALIMENT déposé sur la langue, la décision prise, toute participation directe à la nouvelle série d'actes cesse presque subitement de la part du cerveau et des sens externes.

LA BOUCHE se ferme sur lui, la langue le transporte en tous sens, le palais et les joues le retiennent, les dents le broient, la salive l'humecte, la langue, le palais, les piliers, le voile, l'épiglotte le pressent dans le pharynx; il est lubréfié au passage par les amygdales. *Le pharynx* le verse dans *l'œsophage,* et celui-ci le laisse tomber dans

(14) L'ESTOMAC qui le liquéfie par ses sécrétions, sa chaleur, ses contractions, et le fait couler à mesure qu'il est converti en chyme dans

L'INTESTIN. Celui-ci distille à sa partie supérieure, sur cette pâte, à mesure qu'elle passe, le fluide pancréatique et la bile, chargés probablement de mettre à nu les matériaux nutritifs qu'elle contient. Avant que l'aliment soit arrivé à l'extrémité inférieure de l'intestin pour évacuer ses parties indigestes, il a un long espace à parcourir et de nombreux obstacles s'opposent à la rapidité de sa marche, tels sont les contours du canal, ses replis intérieurs et la lenteur des mouvements. Pendant ce temps, l'aliment est dépouillé de ce qu'il avait de nutritif par la membrane muqueuse qui s'en imbibe (15) pour le livrer ensuite sous forme de chyle aux vaisseaux lymphatiques chylifères qui prennent naissance dans le tissu de cette membrane et aux vaisseaux sanguins microscopiques qui la traversent.

Les vaisseaux lymphatiques font traverser au chyle une longue série de petits organes parenchymateux, les ganglions lymphatiques, lesquels, probablement, lui font subir une altération particulière, utile, pour le verser médiatement ensuite dans l'oreillette droite du cœur.

Les vaisseaux sanguins du tissu muqueux, s'ils n'absorbent pas régulièrement une certaine quantité du chyle produit à chaque digestion, doivent au moins en absorber, accidentellement, par le même procédé que les vaisseaux lymphatiques. Cette absorption sert de supplément aux fonctions de ces derniers. Les vaisseaux capillaires sanguins transmettent directement le chyle aux veines mésentériques (16) qui le transportent ensemble, avec du sang veineux, dans le parenchyme du (17) Foie, qui sans doute, le soumet à une élaboration préparatoire favorable à la conversion en sang rouge qu'il doit subir plus tard dans le poumon. Peut-être le foie se sert-il du chyle, du sang veineux, en même temps que du sang rouge arrivé par son artère propre pour faire de la *bile*.

Les cavités droites du cœur servent de rendez-vous à la matière nutritive venue du foie et des ganglions lymphatiques, après qu'elle a été réunie dans les veines caves au sang revenu des parties supérieures et inférieures du corps. Le cœur droit rend le mélange de ces éléments si divers d'autant plus complet qu'il l'agite et le presse avec force, pour l'impulser dans le

(18) POUMON. Cet organe laisse pénétrer le sang noir dans son tissu composé de vaisseaux invisibles à l'œil nu, ramifiés dans des membranes très délicates dont les deux côtés libres baignent dans l'air atmosphérique.

L'AIR introduit dans ce parenchyme alvéolaire par un appareil tout mécanique, laisse absorber par le sang une partie de ses principes constituants. Il se charge en échange d'autres parties qui altèrent gravement sa composition et rendent sa présence inutile dans le poumon. Il est presque aussitôt repoussé pour faire place à d'autre air, et déjà le sang a pris des qualités nouvelles; de noir il est devenu rouge, il est propre à nourrir les tissus auxquels il est destiné.

LE SANG ARTÉRIEL au sortir du poumon jouit vraisemblablement de toute l'activité nutritive possible; ce liquide consiste dans une combinaison de principes réunis par des affinités très faibles, destinées d'avance à céder les atomes qu'elles enchaînent (19) à de nouvelles affinités de toutes sortes. Depuis son départ du cœur droit, le sang ne cesse pas de ressentir l'impulsion qu'il a reçue, il va, toujours circulant, dans les veines pulmonaires qui le versent, un peu ralenti dans

LES CAVITÉS GAUCHES DU CŒUR. Celles-ci sont chargées de lui imprimer une impulsion très vigoureuse qui le conduise jusque dans la profondeur des organes par un mécanisme de pompe foulante dont il ressent l'effet jusqu'à sa dernière destination. Il circule avec une extrême rapidité, mais toujours un peu décroissante, depuis sa sortie du cœur jusqu'aux dernières ramifications ratérielles, et probablement ses qualités ne restent pas entières jusqu'à la fin du trajet (20).

L'AORTE, qui reçoit le sang du cœur gauche pour en effectuer le transport, est un tube unique d'abord, qui se divise et subdivise en tubes dont les compartiments successivement ajoutés deviennent de plus en plus petits à mesure qu'ils se rendent à des organes plus éloignés. C'est ainsi qu'elle pénètre jusqu'aux particules les plus ténues de chaque organe du corps, et qu'elle délivre à chacune le sang chargé de la nourrir ou de fournir des matériaux à sa fonction particulière (21):

Autour de l'aorte et ses divisions se groupent et se ramifient une innombrable quantité de ganglions et filets nerveux rouges ou blancs qui les suivent partout à peu près jusqu'à leurs dernières traces visibles. Celles de ces divisions qui se distribuent aux viscères splanchniques, sont surtout accompagnées par des nerfs rouges; celles qui vont aux membres, au contraire conduisent plus particulièrement des filets blancs, selon que le besoin est plus marqué de faire communiquer le cerveau avec des masses appartenant au mécanisme de la vie de relation ou des organes qui préparent les matériaux propres à la nutrition (22).

On ne pouvait choisir aux nerfs un guide plus sûr pour les faire pénétrer partout où besoin était, puisque l'aorte elle-même pénètre nécessairement tous les points de la masse individuelle (23).

LES GANGLIONS OU PLEXUS NERVEUX blancs, les ganglions et plexus rouges, paraissent être chargés de gouverner habituellement par leurs émanations de branches, cordons et filets, les fonctions spéciales de l'organe ou des organes auxquels ils sont plus particulièrement destinés; sans en rendre un compte bien exact (surtout les ganglions rouges) au cerveau qui semble d'ailleurs ne jamais abdiquer entièrement la surveillance.

Un certain nombre de divisions de l'aorte sont chargées de distraire une partie du sang rouge de sa destination générale de nutrition, et de le conduire à des organes dont les fonctions consistent à exécuter avec lui des préparations indispensables à la marche de l'ensemble ou bien à le tenir en réserve; car, la moindre portion de ce liquide est destinée à nourrir ces tissus.

(24) La rate est le plus considérable de ces organes, elle sert à réserver la portion de sang qui la traverse et à l'élaborer d'une façon quelconque avant de la verser dans le foie. Ces fonctions ne sont pas d'une importance majeure en apparence; mais elles tiennent leur place, et c'e t là qu'il faut les étudier (25).

Le corps thyroïde reçoit une moindre quantité de sang; ses fonctions paraissent être de même nature que celles de la rate; peut-être destinés à les seconder et les suppléer (26). En sortant du parenchyme thyroïde, le sang au lieu de tomber dans un autre parenchyme élaborateur, retourne directement au cœur par la veine-cave supérieure.

Les glandes pancréatique, salivaires et lacry-

MALES, fabriqueut avec le sang des liquides propres à faciliter les fonctions de l'intestin, de la bouche et de l'œil, organes avec lesquels elles n'ont presque de rapport que par le service qu'elles leur rendent.

(27) LES CRYPTES muqueux et sébaciques, les SURFACES SÉREUSES et SYNOVIALES, etc., après avoir converti du sang en sérosité, mucus, suif, synovie, s'en servent sur place (28).

Jusqu'alors nous avons vu les organes livrés à des actions d'ensemble dont le but n'a rien d'égoïste; ils concourent à fournir, préparer et conduire les matériaux propres à entretenir la vie individuelle; nous allons voir ces mêmes organes occupés dans leur intérieur, chacun pour sa part, à jouir du résultat des travaux organiques, réparer ses pertes avec l'aliment préparé en commun (29).

CHAQUE ORGANE est formé de deux choses essentiellement; 1° de parties à peu près les mêmes chez tous, comme les vaisseaux qui transportent les fluides sanguins et lymphatiques et les nerfs rouges ou blancs qui gouvernent les fonctions organiques (30); 2° de tissu propre, différent dans ses diverses régions, selon la nature des opérations auxquelles est destinée chacune de ces régions diverses (31).

LE TISSU (supposons une partie aussi petite que possible, pourvu qu'elle soit complète) est composé, ainsi que l'organe entier, de deux choses différentes; 1° de vaisseaux et de nerfs; 2° de matière organisée (32).

A la profondeur à laquelle nous sommes arrivés,

tissu, vaisseaux et nerfs ont changé de forme et de propriétés.

Chaque dernière division de l'AORTE, avant de devenir capillaire, était destinée spécialement à une très petite partie de tissu que nous supposerons former un département circonscrit (33). Elle le pénètre à peu près également partout, s'y divise un certain nombre de fois successives (34) en ramuscules qui s'anastomosent entre eux sans changer beaucoup de volume; puis, avant d'abandonner cette circonscription, ils se réunissent en se grossissant, et donnent ainsi naissance aux veines. Ils sont assez longs et assez nombreux pour que la circulation s'y ralentisse (35); cette circonstance doit faciliter l'appropriation du sang qui les parcourt : il n'est pas probable que ces vaisseaux aient d'autres parois que la matière du tissu (36). V. les planches.

Les VAISSEAUX LYMPHATIQUES, au contraire, ne paraissent pas destinés à parcourir le département entier (37), par la raison qu'ils n'ont pas d'aboutissants au-delà. Ils doivent naître au hasard vers les confins, adhérant au réseau solide qui leur sert de racines. Les vacuoles de ce réseau peuvent permettre, à distance, la succion de la lymphe dont elles sont remplies. V. fig. 2.

Les NERFS ne font que s'approcher du tissu, ou bien ils y sèment par-ci par-là des globules nerveux (38) épars; soit qu'il y ait deux pôles blancs ou rouges, ou un seul, ou deux pôles chacun de couleur différente, pour animer les combinaisons moléculaires réciproques de la matière organisée et du sang artériel (39). V. f. 2.

La MATIÈRE ORGANISÉE vivante (40) est une substance cohérente, dont la trame est un solide arrangé d'une manière peu variée, ordinairement imbibé de beaucoup de liquide (41). Les rapports de la matière organisée sont presque toujours les mêmes avec les vaisseaux, elle les dépasse au moins six fois en volume (42). Les vaisseaux capillaires sanguins qui serpentent dans son épaisseur sont toujours plus ou moins remplis de *sérum*, dans lequel nagent les *globules sanguins*. Ces globules se laissent entraîner avec une grande vitesse des artères dans les veines, sans jamais s'arrêter (43) à moins que leur véhicule n'ait souffert une interruption dans son allure ordinaire.

Le tissu attire, au travers des parois vasculaires, les parties séreuses du liquide sanguin (44) qui lui sont nécessaires pour rétablir ses combinaisons moléculaires, détruites dans l'exercice de sa coopération aux fonctions de l'organe dont il fait la base (45). Il repousse les matières usées, superflues ou dangereuses, dans les interstices de sa partie solide où elles sont prises par les vaisseaux lymphatiques, peut-être aussi par les vaisseaux sanguins; il les y fait passer assurément quelquefois pour les abandonner au courant des veines.

Ces deux opérations de composition ou décomposition paraissent se faire avec dégagement de CHALEUR, ainsi que les autres actions moléculaires de l'économie. Elles marquent le véritable but de toutes les opérations précédentes (46).

Aussitôt que les vaisseaux lymphatiques sont parvenus à former un canal complet, ils s'arment de valvules pour ne point laisser rétrograder la lymphe; car, elle n'est point impulsée dans leur calibre. Dès qu'une certaine quantité de liquide a franchi la première valvule, elle est poussée par une quantité nouvelle derrière la seconde, et ainsi successivement jusqu'aux ganglions qui doivent lui faire subir certaines préparations avant de la mêler au sang veineux. Nous savons qu'elle se réunit au chyle quand l'intestin en fournit, et quelle doit concourir pour sa part à former dans le poumon le sang artériel.

La presque totalité du sang qui a traversé les vaisseaux capillaires se rend dans les veines; car une très-petite quantité de la masse du sang artériel est absorbée à chaque tour de circulation nutritive (47). Il y marche plus lentement que dans les artères; les veines sont plus larges, beaucoup plus nombreuses, plus longues et plus dilatables. Elles le réunissent aux fluides préparés dans le foie et la glande thyroïde, à ceux apauvris dans les organes sécréteurs et excréteurs, à la lymphe, au chyle et le versent dans le ventricule droit du cœur, où il devient ce que nous avons dit.

Les systèmes veineux et lymphatique, forment un *réservoir*, riche encore de matériaux nutritifs. La capacité de ce réservoir, susceptible de se prêter à l'agrandissement dans l'occasion, permet l'emmagasinement du chyle pendant que sa fabrication marche avec une activité plus que suffisante aux besoins actuels de l'économie. Il le distribue sans le prodiguer, afin qu'il en reste assez pour satisfaire les besoins qui naîtront dans l'intervalle d'une digestion à l'autre.

Le cas de privation d'alimens a été prévu dans la construction de la machine humaine.

Un tissu répandu presque partout en grande quantité pour remplir les vides que les différens rouages de l'économie laisseraient entre eux, reçoit dans ses mailles par les vaisseaux qui le parcourent, des matériaux dont il forme la *graisse*. Il conserve cette substance jusqu'à ce qu'un jeûne trop prolongé ait détruit les ressources du réservoir de premier degré, et alors il le verse dans le cercle circulatoire général jusqu'à épuisement complet. Si le jeûne continue, l'individu meurt, à moins que la substance même de ses propres organes ne se laisse absorber en partie pour prolonger un peu son existence.

Il serait impossible au canevas, à la forme individuelle, de supporter long-temps l'apport toujours renouvelé de ces matériaux, sans se distendre outre mesure, et se rompre à la fin; il lui fallait des moyens efficaces de déplétion; il les a trouvés naturellement dans quelques uns de ses organes, dont les rapports sont plus ou moins directs avec l'atmosphère ambiante.

Ainsi *l'urine*, la matière de la *transpiration pulmonaire* et *cutanée*, le *fluide intestinal*, produisent une déperdition de matériaux inutiles, ou usés par les actes de la vie (48).

Le rein sépare du sang des matières qu'il rejette au

dehors, sous forme liquide. Il est le seul organe *d'excrétion* qui n'ait pas d'autre fonction apparente que d'excréter. Il reçoit, directement de l'aorte, une artère considérable par rapport à son volume. Le sang que lui apporte cette artère est encore très près du poumon, il jouit par conséquent de toute son activité de sang artériel, il coule plus rapidement, et par suite le parenchyme rénal en reçoit une quantité plus grande, en un temps donné, qu'un autre organe moins rapproché de la source. C'est ainsi que le rein, avec un moindre volume qui suppose un moindre développement de ses vaisseaux capillaires sanguins, que chez ses collaborateurs, fournit plus qu'eux de matière excrémentitielle.

L'activité de ses fonctions est susceptible d'augmentations et de diminutions successives, qui paraissent toujours être commandées par l'état de composition actuelle du sang artériel.

Il se répand dans LA PEAU trop de sang artériel pour la nourrir; l'excédant s'échappe au travers de ses mailles dans de petites artères qui vont se ramifier à sa face externe. Cette partie des vaisseaux cutanés laisse sourdre continuellement à travers ses parois, et le vernis épidermique, la matière de la transpiration sous forme de vapeur. L'émission de cette matière est communément un peu moins abondante que celle de l'urine; elle est susceptible, cependant, de s'accroître ou se réduire infiniment plus, sous l'influence de causes toutes différentes; ainsi, les agents physiques, l'activité des fonctions de relation. Son infériorité habituelle dépend de ce que la circulation n'est pas aussi active dans le tissu cutané que dans celui du rein.

La MEMBRANE INTERNE DU POUMON, en même temps qu'elle absorbe certaine partie de l'air respiré, exhale une plus grande quantité de substances gazeuses, presque pareilles à celles exhalées par la peau, mais environ de deux tiers moins considérable qu'elles. L'état de composition du chyle et des fluides de réserve doit être la règle qui gouverne l'abondance des déperditions par cette voie.

(49) La membrane MUQUEUSE INTESTINALE, beaucoup moins étendue que la peau, fournit habituellement aussi moins qu'elle, et même que la muqueuse pulmonaire, comme organe d'exhalation (50); car son produit évacué, liquide mêlé aux parties solides des excréments, ne forme guère que les trois quarts de leur poids total. Ce liquide est peu sujet aux grandes variations de quantité, dans l'état physiologique, l'état du sang artériel et surtout la qualité des aliments qui traversent le canal digestif, sont probablement les causes de ces variations quand elles se manifestent.

Pour l'entretien de la vie, ces quatre grands émonctoires ont besoin de se suppléer les uns à défaut des autres, ordinairement ils marchent de concert. Leur activité générale est calculée de manière à effectuer dans un temps donné, des pertes suffisantes pour balancer la somme des acquisitions externes dans le même temps.

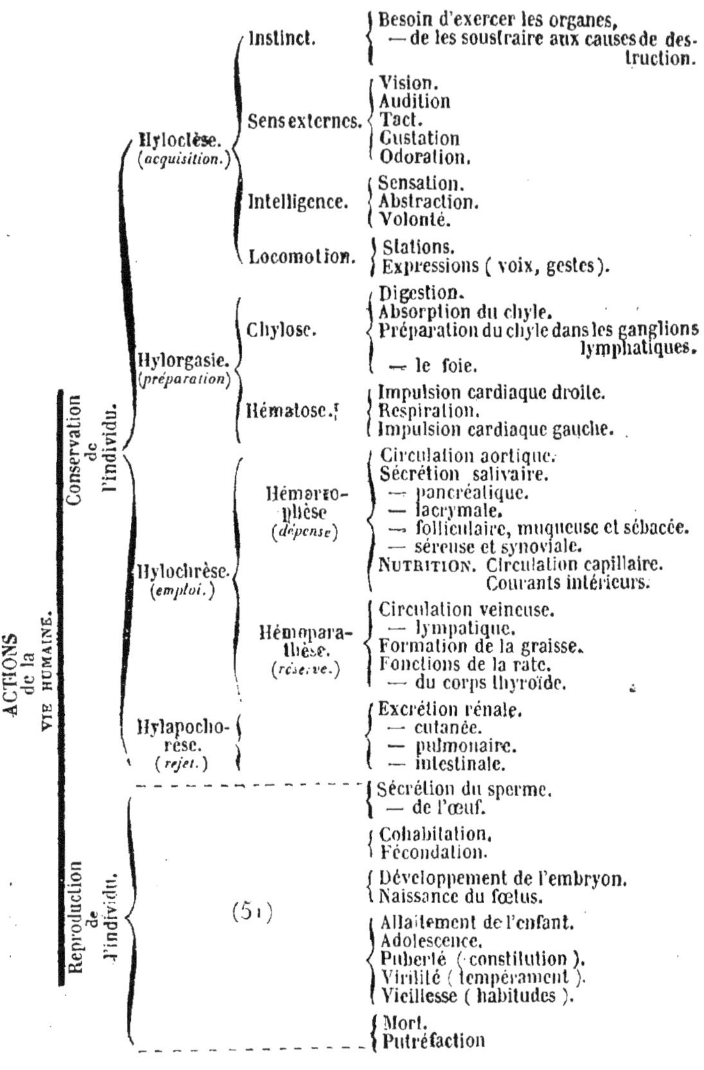

- **ACTIONS de la VIE HUMAINE.**
  - **Conservation de l'individu.**
    - **Hyloclèse.** (*acquisition.*)
      - Instinct.
        - Besoin d'exercer les organes,
        - — de les soustraire aux causes de destruction.
      - Sens externes.
        - Vision.
        - Audition
        - Tact.
        - Gustation
        - Odoration.
      - Intelligence.
        - Sensation.
        - Abstraction.
        - Volonté.
      - Locomotion.
        - Stations.
        - Expressions (voix, gestes).
    - **Hylorgasie.** (*préparation*)
      - Chylose.
        - Digestion.
        - Absorption du chyle.
        - Préparation du chyle dans les ganglions lymphatiques.
        - — le foie.
      - Hématose.
        - Impulsion cardiaque droite.
        - Respiration.
        - Impulsion cardiaque gauche.
    - **Hylochrèse.** (*emploi.*)
      - Hémarroplièse (*dépense*)
        - Circulation aortique.
        - Sécrétion salivaire.
        - — pancréatique.
        - — lacrymale.
        - — folliculaire, muqueuse et sébacée.
        - — séreuse et synoviale.
        - NUTRITION. Circulation capillaire. Courants intérieurs.
      - Hémoparathèse. (*réserve.*)
        - Circulation veineuse.
        - — lympatique.
        - Formation de la graisse.
        - Fonctions de la rate.
        - — du corps thyroïde.
    - **Hylapochorèse.** (*rejet.*)
      - Excrétion rénale.
      - — cutanée.
      - — pulmonaire.
      - — intestinale.
  - **Reproduction de l'individu.** (51)
    - Sécrétion du sperme.
    - — de l'œuf.
    - Cohabitation.
    - Fécondation.
    - Développement de l'embryon.
    - Naissance du fœtus.
    - Allaitement de l'enfant.
    - Adolescence.
    - Puberté (constitution).
    - Virilité (tempérament).
    - Vieillesse (habitudes).
    - Mort.
    - Putréfaction

NOTES.

(1) Tous les grands rouages du corps sont indispensables au même degré pour entretenir la vie, et néanmoins, il était permis de rechercher leur importance relative, ne fût-ce que par curiosité. Or, n'a-t-on pas le droit de regarder cette importance comme très supérieure dans ceux qui occupent un volume aussi considérable que les organes d'hyloctèse.

Cette supériorité d'ailleurs était peut-être commandée par la difficulté d'arracher à l'extérieur de quoi suffire à tous les besoins et protéger la machine. On sent quelle différence il y a entre acquérir et conserver.

Cela peut-être ne serait pas une raison suffisante pour commencer la description par ce point de l'enchaînement fonctionnel, s'il n'était pas directement en rapport avec l'univers extérieur qui est l'unique moteur de la vie et qui doit irrésistiblement, par cette raison, servir de point de départ.

(2) C'est encore pour nous un doute sérieux, après beaucoup de réflexions sur ce sujet, que la possibilité d'une action quelconque des autres organes de relation sans l'existence d'un besoin.

(3) Si l'on admet que le filet nerveux destiné à certaine région d'un organe est chargé de gouverner cette région, on ne peut s'empêcher d'admettre que l'influence de l'un à l'autre ne soit réciproque; que les nerfs, par exemple, ne soient impressionnés par l'état actuel des parties avec lesquelles ils sont en rapport, comme les parties sont impulsées par les nerfs. Eh bien! cette impression qui vient de l'organe est transmise par le nerf au ganglion qui est son aboutissant opposé à l'organe; et si l'organe éprouve actuellement une lésion ou privation, ce qu'il transmet au ganglion est une sensation de besoin.

Chaque ganglion ou plexus (ces deux choses sont pour nous à peu près la même), paraît être un petit cerveau qui gouverne de loin dans son département et ne rend compte au centre général que dans les grandes occasions; même, les ganglions sont échelonnés à plusieurs étages des organes au cerveau. Qui pourrait assurer que leur émission est le plus souvent directe vers le grand centre? cela servirait-il à autre chose qu'à mettre plus de distance entre le besoin et l'acte musculaire qui doit le satisfaire.

(4) Nous n'avons pas suivi rigoureusement l'ordre prescrit par le tableau de classification en interrompant la description des sens externes pour placer celle du cerveau; cela ne tient en rien à la valeur de notre enchaînement qui pouvait être suivi dans tous les cas, si on l'avait exigé; mais, à la nécessité de prendre l'aliment pour guide dans la marche du discours et de tenir l'esprit du lecteur constamment fixé sur ce point. Ce qui pourrait avoir certaine conséquence dans un ouvrage didactique ne doit en avoir aucune dans cet opuscule.

(5) Le cerveau possède encore d'autres fonctions dont nous ne parlons pas ici de peur de ralentir la marche descriptive; ainsi les passions, qu'il ne faut pas confondre avec les besoins exprimés par les ganglions ni avec la volonté.

(6) Les nerfs musculaires obéissent toujours à la volonté forte ou faible; mais, la plus grande partie des actes musculaires ne dépend pas des ordres directs du cerveau; ils sont le plus souvent commandés par les ganglions si éloignés qu'ils soient du muscle à impulser. Ces actes ne sont pas volontaires, ils sont *instinctifs*. Les précautions sont prises pour qu'il en soit ainsi et que le cerveau ne soit pas sans cesse occupé de si minces détails; les communications nerveuses des muscles avec tous les autres organes du corps sont assez nombreuses pour y suffire.

(7) Sensation qui peut, comme toutes les sensations externes ou internes, être transmise au cerveau s'il en a besoin, ou s'arrêter dans les ganglions à différentes distances de cet organe.

(8) Cette fonction des nerfs musculaires n'a pas été niée comme sens externe; mais elle a faussement été attribuée aux nerfs de la peau qui en sont fort innocents. Cela est très facile à démontrer quand il s'agit d'impressions fortes et bien distinctes; mais quand elles sont faibles, on peut, à la vérité, s'y tromper. Ainsi, quand la main est fixée et qu'un corps vient la toucher très légèrement, si ce corps est à la même température qu'elle, et par conséquent ne lui procure sensation de chaud ni de froid, il ne laisse pas de lui procurer ordinairement une sensation qu'on pourrait prendre pour celle de résistance. Il est évident que cette sensation est de nature à être perçue par presque tous les organes du corps; et que quand même elle ne serait pas assez forte pour produire un chatouillement agréable ou un frottement agaçant, elle tiendrait au besoin de protection contre les lésions extérieures.

(9) Incontestablement les membranes muqueuses sentent la température, celles au moins qui sont rapprochées des ouvertures externes, puis les cicatrices, puis peut-être certains tissus nouvellement mis à nu, et bon nombre d'entre eux, encore enveloppés de leur peau.

On pourrait soutenir que cette sensation de température est purement destinée à faire partie des besoins de conservation, appartenir à l'instinct, par conséquent, au lieu d'appartenir aux sens externes.

(10) La limitation de l'individu et la fonction d'exhalation de tout le réseau sanguin qui couvre le chorion.

(11) Aucun des sens externes n'est aussi indifférent à l'homme pour sa conservation que celui de l'odorat; quand il en est privé, c'est à peine s'il a l'occasion de s'en apercevoir une fois en un mois.

(12) Il ne paraît pas que la pointe sente la saveur; en récompense elle sent fort bien la température, et sa disposition anatomique en fait un excellent organe de toucher. La partie postérieure est sensible également à ces deux impressions; mais d'une façon bien inférieure. On peut s'expliquer d'une manière assez satisfaisante la variété des fonctions des di-

verses parties de cet organe par la différence des sources nerveuses qui les animent.

(13) Il est probable que l'absorption alimentaire se fait toujours dans le tissu muqueux de la langue ; elle est certaine dans une foule de cas. Elle sert pendant la gustation des aliments à faire une sorte de répétition préparatoire à l'absorption intestinale. On sait que souvent cet organe est victime de l'essai dont il est chargé.

(14) Cet organe, peu fait pour l'absorption chyleuse en comparaison de l'intestin grêle, est un autre organe de gustation à sensations rarement transmises au cerveau ; mais non moins réelles, puisque l'aliment qui lui répugne est vomi.

(15) C'est par imbibition que le chyle est absorbé, non par des bouches absorbantes ouvertes à la surface de l'intestin, car il n'y a nulle part de vaisseaux absorbants, il faut en prendre son parti ; la manière dont la nutrition s'opère le démontre assez, ainsi qu'on verra plus tard. Ces phénomènes étudiés plus à l'aise et de beaucoup plus près chez les végétaux sont de la même nature, et se font indubitablement par imbibition.

Deux sortes de vaisseaux recueillent ici la matière imbibée, les vaisseaux capillaires sanguins qui laissent traverser leurs parois et les vaisseaux lymphatiques dont les extrémités ouvertes dans les interstices du tissu spongieux de la muqueuse aspirent le liquide. (*Voyez la note n°* 46.)

(16) Le volume de l'artère mésentérique serait disproportionné à l'importance de l'intestin si le sang qu'elle lui fournit n'était destiné qu'à le nourrir ; mais ce sang est en outre destiné à fournir les matériaux de la sécrétion folliculaire et de l'excrétion dite intestinale. Les veines qui lui font suite, sont avec elle en rapport de volume.

(17) Cet organe, après avoir servi chez le fœtus à faire les fonctions d'organe d'hématose, conserve en partie ses fonctions après la naissance et devient alors une sorte de succursale du poumon. Il est le seul des organes spéciaux du fœtus

qui ne soit pas atrophié remarquablement chez l'individu qui a respiré quelque temps.

Ce n'est pas sans but qu'il met son parenchyme à la disposition de sang et de chyle étrangers, qu'il les y laisse diviser comme il arrive partout où doit se passer une action moléculaire. Rien n'était plus facile s'il n'avait pas été destiné à d'importantes fonctions, que de le laisser disparaître après la naissance, ainsi que le thymus et les capsules surrénales; le sang que réunit la veine porte aurait passé directement dans la veine cave inférieure.

Que la bile soit fabriquée avec le sang de la veine porte ou celui de l'artère hépatique, peu importe pour le moment. Ce qu'il est plus intéressant de constater, c'est la nature éminemment neuve des matériaux versés dans le foie par la rate qui n'a pas de canal excréteur, et par les vaisseaux chargés de chyle ou d'autres matières absorbées dans la muqueuse intestinale. C'est aussi l'absence dans cette réunion de liquides revenus de presque tout l'abdomen, du sang des veines émulgentes qui a subi assurément de notables altérations en fournissant les matériaux de l'urine.

(18) Rien n'est plus capable de faire comprendre l'organisation intérieure du poumon chez l'homme, que celle des reptiles. Ici c'est une vessie dont la membrane interne a des replis peu étendus qui s'entrecroisent de manière à laisser entre eux des sortes d'alvéoles larges et peu profondes. C'est dans l'épaisseur de ces replis que se ramifient les vaisseaux pulmonaires d'hématose.

A mesure que le besoin se développe chez des animaux d'un rang plus élevé, de soumettre plus de sang au contact de l'air atmosphérique, les replis s'élèvent davantage et finissent par se réunir au centre de la vessie pulmonaire.

Dans les oiseaux, déjà, le poumon atteint presque la perfection ; non seulement les replis se touchent et remplissent l'intérieur de la vessie, mais les alvéoles sont très nombreuses et très petites, seulement les vides bronchiques sont très grands; les trois-quarts de la vessie pulmonaire sont adhérents au thorax, et de nombreuses ouvertures laissent passer une partie de l'air inspiré dans les cavités du tronc ou des membres, où l'on pense que l'acte respiratoire peut encore se continuer.

Chez les mammifères, la vessie respiratoire est libre et n'a pas d'autre ouverture que celle du conduit aérien extérieur, tout son intérieur est rempli d'alvéoles aussi serrées que possible pour faciliter la ramification d'une volumineuse artère pulmonaire, et permettre à cette classe d'êtres de ne respirer que par le poumon.

Il est fâcheux que la pénétration de l'air, au travers de la membrane muqueuse du poumon, pour aller toucher le sang noir et le changer en rouge (car cette pénétration est généralement admise), ne soit pas acceptée comme preuve de l'inbibition possible de toutes sortes de tissus, par des substances de toute sorte.

(19) Le sang artériel qui vient d'éprouver l'effet respiratoire dans un même temps, peut être supposé le même dans tous ses points. Il faut que sa composition soit assez compliquée, que ses éléments ne soient pas unis par des affinités très fortes, pour qu'une partie de ce sang, prise sans choix, par le premier venu d'entre les organes du corps, puisse être décomposée subitement par cet organe, et servir à ses fonctions quelles qu'elles soient, ou à sa nutrition.

(20) Malgré que le sang pénètre quelquefois des tissus qui peuvent se passer actuellement de sa présence, il n'est pas moins converti en sang noir par le seul fait du ralentissement de la circulation dans l'espace qu'il a parcouru. Cet effet du ralentissement ne doit pas moins se produire à un degré quelconque dans l'intérieur des artères que dans les vaisseaux capillaires, ainsi plus il est rapproché de sa source, moins il doit avoir perdu de son activité.

(21) Non seulement l'aorte se divise en branches successivement plus éloignées du cœur gauche à mesure qu'elle doit fournir du sang pour alimenter les fonctions ou la nutrition

des divers organes du corps selon qu'ils en sont aussi plus ou moins éloignés ; mais la longueur des veines qui rapportent le sang de ces organes au cœur droit, se trouve en rapport avec celle des artères.

Ces deux ordres de vaisseaux réunis du côté des organes par leurs anastomoses réciproques, et au poumon par l'entremise de l'artère et des veines pulmonaires, forment des cercles inégaux en étendue, selon que du poumon à tel organe il y a moins ou plus de distance. Sous ce rapport et pour la facilité de l'étude, l'individu tout entier peut être divisé en quatre régions principales : 1° thoracique, 2° trachélo-abdominale ; 3° pelvi-cranienne ; 4° des membres.

Une certaine quantité de sang sortie du poumon dans un temps donné, loin d'y revenir tout entière à la fois, comme il arriverait si tous les cercles étaient de la même étendue, y rentre par parties, dans des temps fort différents, et toute cette quantité ne se retrouve pas comme la première fois soumise à l'influence respiratoire. Ainsi on peut dire que de certains organes le sang revient vingt fois plus vite au poumon que de tels autres.

Cette différence dans l'étendue des cercles circulatoires ne laisse pas d'avoir une certaine importance ; car il paraît certain qu'il ne revient pas des diverses parties qu'il a traversées dans un même état de composition. On pourrait croire, au premier coup d'œil, que cette inégalité dans le retour du sang des diverses parties au poumon, tend à détruire l'homogénéité de la masse, puisque le mélange paraît être la garantie principale de cette homogénéité ; mais d'un autre côté, la circulation étant continue dans chaque cercle, sans cesse il est versé à la fois dans le poumon, du sang revenu de partout, dans les proportions exactes du volume de l'artère spéciale qui l'a fourni et de la rapidité circulatoire du lieu ; ce qui suffit très bien dans l'état physiologique à conserver l'unité de composition.

De ce que les cercles vasculaires sont inégaux, il résulte

que les organes, selon qu'ils sont situés dans une région plus ou moins rapprochée du poumon, reçoivent du sang plus ou moins rapide et actif; 2° que lorsqu'ils sont près, pour exécuter une somme égale d'actions, ils n'ont besoin que d'un volume inférieur; 3° que l'un d'eux donnant accès au quart de la masse totale et mettant quatre fois moins de temps à faire le tour qu'un autre organe plus éloigné, il aurait le temps de passer la masse du sang en revue, ou bien une masse égale à elle, pendant que l'autre exécuterait un seul tour de circulation.

(22) Les fonctions d'innervation organique ne sont pas ici placées comme elles devraient être, pour des raisons à peu près pareilles à celles que nous avons fait valoir à l'occasion des facultés intellectuelles.

(23) Cet accompagnement des vaisseaux artériels par les nerfs, ganglions et plexus, ne saurait rester étranger à la vie organique des artères elles-mêmes. Les fonctions des artères ne sauraient être passives entièrement, beaucoup de faits le prouvent, et jamais il ne nous semble possible d'admettre l'inertie absolue d'aucun rouage de l'économie.

(24) La rate et le corps thyroïde ont probablement la propriété de faire subir au sang une préparation, ne fût-ce qu'un changement en sang noir, qui est incontestable; mais surtout leur volume et la quantité de sang qui les traverse semblent indiquer leur participation aux actes de réserve du sang.

Sans ces organes, le système veineux et lymphatique devraient avoir une amplitude assez embarrassante. Nous avons quelque peu regretté de ne les avoir pas placés autre part que parmi les organes sécréteurs. Cette faute a disparu du tableau.

(25) On n'a pas eu l'idée de consulter l'état de la glande thyroïde, des veines et des vaisseaux lymphatiques chez les animaux auxquels cet organe a été enlevé avec succès.

(26) Le tissu de l'un et l'autre ont une ressemblance frappante à la densité près, ils sont sans canaux excréteurs quoiqu'ils reçoivent une grande quantité de sang relativement à

leur volume. Ils sont placés l'un et l'autre dans la région trachéro-abdominale.

Le thymus et les capsules surrénales pourraient bien être chez les fœtus quelque chose comme le corps thyroïde et la rate ; ils sont placés comme ceux-ci, l'un en bas, l'autre en haut du poumon. Le thymus est plus volumineux que les corps surrénaux, la rate plus volumineuse que le corps thyroïde. Les parties sous-cardiaques du corps de l'homme sont plus développées que les suscardiaques ; chez le fœtus, c'est le contraire.

(27) Nous avions dit : la surface interne des vaisseaux artériels veineux, lymphatiques et des canaux excréteurs ; cette surface est probablement humide par elle-même ; mais à quoi sert de supposer la *sécrétion* d'un liquide fait pour adoucir les frottements d'un autre liquide contre les parois d'un tube déjà poli à l'intérieur. Dans l'état pathologique à la bonne heure !

(28) Il se passe en même temps dans le tissu de ces organes dits sécréteurs, deux opérations tout-à-fait différentes à l'occasion de l'arrivée du sang. Une portion de celui-ci sert à conserver le tissu, et l'autre sert à fournir à ce tissu les matériaux de la sécrétion. C'est donc le tissu, c'est-à-dire la même partie, qui opère deux fois avec le même moyen. Quelques-uns de ces organes semblent recevoir du sang de deux manières différentes, pour la fonction organique et pour la nutrition séparément.

(29) C'est là le résultat essentiel du travail de préparation opéré sur les matériaux étrangers.

(30) Nous disons, fonctions organiques, pour distinguer l'influence des nerfs sur les fonctions générales d'un organe, de celles que des filets nerveux peuvent exercer dans la profondeur du tissu, quoi qu'il puisse y avoir de simultané dans ces deux actes d'innervation.

(31) Chaque tissu d'organe est différent du tissu d'un autre organe à fonctions différentes, et chaque organe ayant plusieurs fonctions à remplir à la fois, pour chacune de ces fonc-

tions il y a un tissu différent, facile à distinguer au premier aspect.

(32) Non de tissu lamineux, mais de matière organisée particulièrement dans chaque partie d'organe; car, on ne peut plus supposer que le tissu musculaire ou nerveux ne soit que du tissu lamineux et des vaisseaux disposés d'une certaine façon, depuis qu'on a vu tout cela de près et sans prévention.

(33) Pour la démonstration, car il n'y a rien de pareil dans l'espèce. Des circonscriptions par membranes s'observent, mais beaucoup plus en grand; il sera curieux de noter à quel point de division la matière organisée de tel tissu est ainsi circonscrite et sans communication directe de ses fluides avec ceux de la circonscription voisine.

(34) Cinq à six fois dans le mésentère de la grenouille, comme on le verra dans les figures ci-jointes.

(35) Leur volume et le nombre de leurs divisions semblent plus considérables relativement à l'artère qui leur donne naissance que le nombre relatif et la grosseur des divisions d'un tronc relativement à ce tronc.

(36) On ne voit point aux vaisseaux capillaires de parois distinctes de la matière organisée; ils semblent être des canaux creusés dans cette matière; tandis que des artères véritables, très petites cependant, et déjà microscopiques, ont des parois très distinctes de tout ce qui les environne. Il est probable que les parois des canaux capillaires sont formées par une espèce de lacis très fin et perméable à toute autre chose que les globules sanguins; le tissu lui-même n'est guère autrement fait.

(37) Pourquoi faire le parcourir entier? cela eût exigé l'organisation de parois continues et régulières, semblables à celles des vaisseaux capillaires sanguins, tandis qu'avec l'organisation plus économique des interstices de la matière du tissu, ils peuvent fonctionner aussi bien.

(38) On ne les a jamais cherchés à cette profondeur, chez les animaux, avec autant de persévérance que chez les végé-

taux, parce qu'il y a moins de raison de douter qu'ils existent.

(39) On ne peut assurer jusqu'à présent que leur action ressemble en quelque chose à celle de l'électricité ; seulement, on a le droit de le penser.

(40) Elle se compose de filaments et de lamelles adhérents, entrecroisés, formant des aréoles ouvertes dans un ou plusieurs points; ou de vésicules fermées, remplies, collées entre elles de diverses manières, et toujours laissant entre leurs parois respectives, des espaces propres à la libre circulation des fluides de composition et décomposition. Ces fluides communiquant plus ou moins librement avec l'intérieur des vaisseaux lymphatiques et capillaires sanguins; au commandement du tissu ou de ses vaisseaux, ils vont ou viennent, s'ils ne sont eux-mêmes doués de quelque peu de liberté vitale.

(41) On sait les effets produits par le dessèchement des cadavres.

La disposition des parties solides et liquides entre elles paraît être peu variée ; mais leur composition doit souvent être différente dans les tissus ; c'est probablement ce qui fait varier leurs propriétés. On a soupçonné cette composition profonde de pouvoir toujours offrir la disposition globuleuse ; dans l'état actuel de la science, c'est un simple objet de curiosité.

(42) Il fallait bien que les tissus fussent composés d'autre chose que de canaux nerveux, lymphatiques, sanguins, exhalants et inhalants ; car, s'il n'y avait pas eu de parenchyme proprement dit, les tissus exclusivement formés de parois vasculaires, formées elles-mêmes de parois vasculaires plus petites, et toujours allant, jusqu'à l'infini, l'imagination n'aurait pas manqué de nous réduire à l'état diffluent ou peu s'en faut.

(43) Les globules sanguins passent avec une rapidité si considérable dans leurs canaux, qu'ils ne seraient pas encore découverts, sans que les sujets d'expérience s'épuisant à la fin, ces corpuscules passent moins nombreux, la circulation se ra-

lentit et permet de les observer fort à l'aise. Ils n'ont jamais été vus passant au travers des parois de leurs vaisseaux, malgré le vif désir qu'on avait de les voir se fixer dans le tissu.

Les choses possibles se laissent voir souvent, et en particulier quand elles se passent dans une étendue tout-à-fait accessible aux sens. Leur existence, indépendante du sérum, n'en est pas moins un fait admirable comme preuve de la richesse de composition des fluides sanguins qui, n'étant pas encore devenus de la matière de tissu, sont déjà des composés partie solides et partie liquides.

(44) La preuve qu'il entre du sérum, c'est qu'il entre quelque chose, et que les globules n'entrent pas.

(45) On s'imagine facilement des courants multiples dans le tissu, faisant aller et venir en sens contraire des fluides dans des espaces quelconques ; puisque cela se pratique à volonté dans les opérations chimiques, lesquelles ont en physiologie classique la réputation d'être plus grossières, pourquoi pas au travers des canaux capillaires, si petites que soient leurs lacunes.

(46) La portion de fonction organique attribuée à chaque partie de la matière organisée, dans l'acte d'ensemble d'un organe complet, doit être soigneusement distinguée de la fonction nutritive de cette portion de matière pour éviter la confusion, car elles se touchent souvent de bien près.

Avant d'aller plus loin, déterminons précisément une forme matérielle idéale, toujours la même, qui servira de théâtre à ces deux actes quels que soient les organes dont nous veuillons décrire les fonctions organiques ou nutritives.

Nous avons dit que les tissus, dans leur profondeur, avaient un arrangement de solides et de fluides, à peu près semblable partout, car la nature est très simple dans ses procédés. En effet, c'est toujours un entre-croisement de lamelles, de filets, un accolement de fibres longitudinales ou d'ampoules qui s'accrochent par places, puis se quittent, et toujours laissent des intervalles remplis par des liquides.

Nous supposerons donc une spongiosité revêtue d'une membrane propre qui l'isole et nous laisse contempler à notre aise ce qui se passe dans son intérieur, soit qu'elle appartienne à un organe osseux, fibreux, muqueux, glanduleux ou autre.

Ce *locule* sera toujours, pour nous, influencé par un organe nerveux qui excite les fonctions; presque toujours un vaisseau lymphatique viendra s'aboucher à un point de l'enveloppe, et un vaisseau sanguin artériel traversera de part en part cette masse perméable. (V. fig. 2 pl. 1re.)

Un courant de sérum marchera de l'intérieur du canal sanguin dans les vacuoles de la masse pour aller réparer les solides altérés; les solides renverront dans les vacuoles les matières usées qui se distribueront par partie au canal sanguin et au vaisseau lymphatique.

Il résultera de cette simple action de nutrition cinq courants : 1° des vacuoles au vaisseau lymphatique, au vaisseau sanguin et au tissu solide; 2° du vaisseau sanguin et du tissu aux vacuoles. Telle est la fonction nutritive.

Observons maintenant la fonction organique. Il y a deux cas possibles : le locule supposé appartient à un organe fabricateur de matériaux, ou à un organe qui n'est point fabricateur. Dans le deuxième cas, les deux actions, nutritive et fonctionnelle sont très faciles à désunir; nous les choisirons pour nous introduire et nous aider dans une distinction assez délicate.

Supposons que le lieu de notre observation soit du tissu musculaire; la fonction organique de cette fibre consiste à se raccourcir, elle est excitée par le ganglion qui la gouverne, et chaque portion moléculaire du locule concourt au raccourcissement, ne fût-ce que par sa cohésion. Telle est la fonction organique. Dans les os, c'est de la résistance en tous sens, les corps fibreux résistent à la traction, etc.

Dans les organes fabricateurs, c'est autre chose; l'action, quoique double certainement, est en grande partie mêlée; même elle est entièrement confuse dans le plus grand nombre.

Ainsi, la rate et le corps thyroïde servent à modifier du sang artériel. Un point de leur tissu qui reçoit, au lieu de l'artère nutritive obligée, une artère double ou quadruple, se comporte néanmoins avec elle comme il le ferait avec une artère nutritive ordinaire, il fait du sérum le même usage, si ce n'est qu'il en accepte moins en proportion de la quantité qui est versée dans ses interstices, et cependant le sang artériel est changé en sang veineux. (Le thymus et les corps surrénaux sont dans le même cas; le placenta doublement.) Dans ces sortes d'organes les mêmes courants servent aux deux fonctions nutritive et organique.

Si le locule supposé fait partie d'un tissu sous-séreux, sous-synovial, muqueux, du réseau cutané, tissu pulmonaire, c'est-à-dire si la membrane qui le revet à une surface libre en dehors; aux cinq courants de liquides qu'il fait mouvoir pour sa nutrition, il en joindra deux autres, un de la matière épanchée dans ses vacuoles qu'il versera à l'extérieur sous forme liquide ou gazeuse, un autre opposé, par lequel il reprendra cette même matière ou une autre matière toute différente; c'est là que résidera son action organique.

Les ganglions lymphatiques, outre les quatre courants nutritifs principaux, doivent en offrir dans leur tissu un cinquième et un sixième; l'un qui va des vaisseaux lymphatiques capillarisés aux vacuoles, l'autre des vacuoles aux vaisseaux capillarisés; en supposant bien réelle leur capillarisation, car ils pourraient fort bien s'arrêter très court après leur entrée dans le tissu ganglionnaire, selon leur habitude contractée au point de départ, mais les deux courants organiques seraient les mêmes dans ce cas.

Le rein a de plus que les cinq courants nutritifs complets, un sixième par lequel l'urine formée dans les vacuoles est versée dans les interstices de la matière tubuleuse. Les follicules muqueux et sébacés se comportent de même à peu près.

Les glandes salivaires, pancréatique, lacrymale, et mammaire, ont un canal excréteur spécial, ouvert dans le locule à la façon des vaisseaux lymphatiques, et destiné à recevoir un sixième courant de la matière élaborée dans les vacuoles.

Le foie a de plus que ses courants nutritifs, deux autres, allant des vacuoles aux canaux capillaires de la veine porte et des canaux aux vacuoles, plus un huitième des vacuoles aux vaisseaux biliaires. C'est l'organe qui offre la fonction organique la plus compliquée et probablement celle de toutes qui est le plus souvent troublée.

Cet organe prouve avec les ganglions lymphatiques que les organes fabricateurs peuvent avoir séparément des vaisseaux nourriciers et d'autres de pure fonction; tandis que le corps thyroïde et la rate surtout, donnent la preuve qu'un organe peut à la rigueur ne pas avoir de vaisseau nourricier spécial.

Le testicule offre une espèce de perfectionnement du canal excréteur qui ne saurait être dépassé; ces sortes de canaux composent chez lui presque tout le parenchyme; la fonction organique se passe dans leurs parois.

(47) Cela est d'autant plus vrai que les tissus du corps reçoivent à peine le quart de tout le sang aortique; les trois autres quarts étant destinés à servir les fonctions des organes fabricateurs.

(48) Les quatre grands émonctoires s'échelonnent avec intelligence sur les points importants du cercle circulatoire général; l'aorte a le rein sur son passage; le système capillaire nutritif a le réseau cutané et la muqueuse digestive; les systèmes veineux et lymphatique ont le tissu pulmonaire.

(49) Il est curieux d'observer de près l'évacuation muqueuse. De tous les points de la membrane s'élève à la fois et sans cesse un liquide transparent, également pressé de s'écouler dans tous les sens, et qui dérobe entièrement sa source à l'observateur.

(50) Nous n'entendons pas, ici, parler des sécrétions muqueuses folliculaires. Le fluide en question doit souvent être en partie résorbé.

(51) Comment placer dans les colonnes d'un tableau, quatre

mots assez longs et les répéter six fois chacun ; l'espace est à peine suffisant ; ne vaut-il pas mieux les remplacer par un seul ? nous ne l'aurions pas osé sans l'habitude qu'on a de se le permettre assez légèrement ; car, il y a dans notre vocabulaire encombrement de grec. Nous aurions dit, au lieu d'hyloctèse, acquisition de matériaux étrangers ; au lieu d'hylorgasie, préparation de matériaux étrangers, etc., etc.

Ce qu'il y a de fatigant, lorsqu'on emploie ces périphrases, se fait particulièrement sentir à la lecture d'un écrit qui développe le sujet dont ces dénominations verbeuses sont un éternel et fastidieux refrain, nous avons dit :

Hyloctèse de ὕλη matière et κτῆσις acquisition. — Hylorgasie, ἐργασία préparation. — Hylochrèse, χρῆσις emploi. — Hylapochorèse, ἀποχώρησίς rejet. — Hémorrophèse, de αἷμα sang et φάγω, je mange. — Hémoparathèse, παράθεσις, réserve.

(52) Nous avons observé beaucoup de communications artérielles et veineuses, dans les mésentères de grenouille et la queue des têtards, avant de penser à dessiner ces deux figures, et toujours nous avons trouvé que chaque dernière branche artérielle se rendait dans une veine, sans aucun intermédiaire ; sans que jamais les dernières artérioles aient été dans d'autres rapports de volume avec les gros vaisseaux et le tissu, que dans les deux planches.

La répétition fastidieuse des mêmes expériences sans aucun résultat différent, allait nous décourager lorsqu'il nous arriva cette salutaire idée, que les plus petits vaisseaux visibles étaient encore fort gros ; que s'il y avait décroissance de vaisseaux, partis de ceux-là pour aller nourrir le tissu, elle devait être graduelle et par conséquent on pourrait les distinguer au moins à leur point de départ.

En effet, les vaisseaux capillaires sont encore très visibles quand ils ne contiennent plus que du sérum et même après la mort de l'animal ; on pourrait donc voir leurs ramifications séreuses s'ils en avaient. Assurément s'il y en a, les globules n'y sont pas admis, car on suit les globules, on les compte, ils ne font que passer, le fait est certain. Or, un fluide aussi ténu que le sérum doit-il avoir besoin pour pénétrer la matière organisée, d'être convoyé par des canaux faits exprès, lorsqu'il s'agit de traverser une distance qui ne dépasse jamais quatre fois la largeur du vaisseau qui le fournit; même cette distance est nulle autour des parois vasculaires;

La nature est si admirablement simple dans ses procédés connus, qu'elle ne doit pas manquer de l'être aussi dans ceux qu'on ne connaît pas bien, et quand nous n'aurions pas de bonnes raisons pour penser que l'inhalation et l'exhalation séreuses se font simplement et directement au travers des parois vasculaires, il faudrait encore s'abstenir de croire à l'existence des vaisseaux exhalants ou inhalants jusqu'à leur future découverte. Pourquoi se ferait-on scrupule d'admettre l'imbibition qui a été vue à n'en pas douter par M. Dutrochet dans les phénomènes d'endosmose et d'exosmose, quand on croit aussi légèrement depuis plusieurs centaines d'années à l'existence des vaisseaux inhalants et exhalants qui n'ont d'existence que pour avoir été créés au profit d'hypothèses plus ou moins palpablement fausses.

Il serait infiniment curieux de voir se produire les phénomènes de l'inflammation dans un tissu d'une transparence aussi nette que celle du mésentère de la grenouille, et de déterminer à volonté *l'afflux où l'on fait la piqûre;* de pouvoir confirmer d'anciens axiomes et faire briller les théories nouvelles en faisant ainsi voyager les globules sanguins d'un bout à l'autre du champ de l'objectif. Des médecins célèbres sont morts contents d'avoir fait tout cela.

Nous ne conseillons à personne de perdre son temps comme nous avons fait pour répéter avec une sorte d'entêtement ces expériences mensongères; car, nous n'avons jamais produit aucune manifestation inflammatoire par les irritants solides ou liquides appliqués sur le mésentère. Nous avons observé seulement qu'il y a toujours du sang épanché dans le sillon formé

4

par la réunion de cette double membrane avec l'intestin ; s'il arrive qu'on donne à cette membrane la forme d'un entonnoir en appuyant dessus, la pointe d'un instrument très délicat qui pour elle est un véritable pieu, les globules se réunissent au fond de l'entonnoir, et dès qu'on ôte cette pointe, les globules retournent à leur première place, toujours disposés qu'ils sont à la reprendre au moindre geste de l'anatomiste Si au lieu d'enlever l'instrument on a l'indiscrétion de toucher le fond de l'entonnoir avec une éponge humide, l'inflammation est subitement enlevée sans métastase possible.

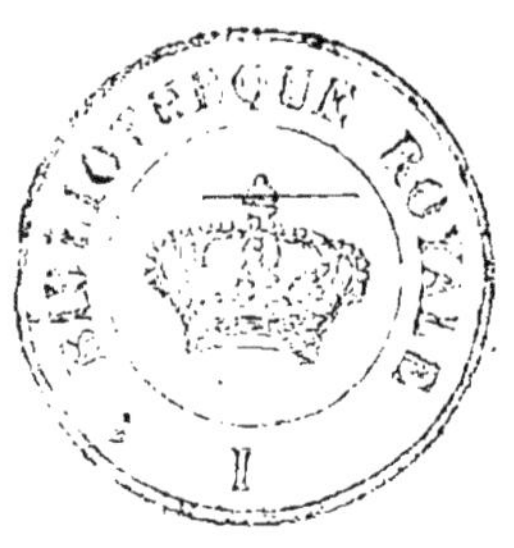

EXPLICATION DES PLANCHES.

PLANCHE I.

F. 1. 20 MARS 1829. — Partie de mésentère d'une grenouille malade. Il s'échappe des gaz à l'ouverture de l'abdomen. Les viscères abdominaux sont d'un volume remarquablement petit.

B. Bord vertébral du mésentère. C. Bord intestinal.

A. Artère et ses divisions, tout entière absorbée par ses communications avec les

V. Veines.

S. Origine de l'artère destinée à nourrir toute l'étendue de tissu comprise dans cette figure. C'est là ce qu'il est difficile de rencontrer dans ces sortes d'expériences, à cause de l'opacité des parties vers le bord intestinal.

D. D''. La veine à double courant inverse qui va de G en D et D'' prouve, par le rameau qu'elle envoie elle-même de E en F, que les vertus nutritives ne sont pas encore épuisées dans le sang veineux, puisqu'il peut seul nourrir la portion de tissu H.

G. Ganglion lymphatique, ou tubercule, nourri à grands frais par de nombreuses ramifications capillaires. Si ce corps est un ganglion, on peut dire que ces organes sont très rares chez les batraciens, car c'est le seul que notre microscope ait rencontré.

Toute cette figure et celle de la planche 2 ont été dessinées d'après nature, grandeur à peu près proportionnée au grossissement obtenu et réduite depuis d'un cinquième. Tous les abords du tissu compris dans le cadre ont été visités avec soin, pour ne laisser échapper aucune anastomose de la principale artère.

F. 2. Locule complet de matière organisée, revêtu d'une membrane qui l'isole en E. Nous le supposerons formé de l'espèce de matière qu'on pourrait appeler nébuleuse, celle qu'on rencontre souvent au microscope composée de vésicules fermées, pleines de liquide ou de mélanges liquides et solides.

A. Artère capillarisée dans le tissu dont les lobules se rangent pour laisser passer le fluide sanguin. Les intervalles qui séparent ces parties solides établissent la perméabilité du tissu. Sans ces interstices, les vaisseaux sanguins pourraient encore, si leurs parois étaient continues, permettre le passage du sérum par l'admirable procédé de l'endosmose.

Nous avons fait les aréoles trop spacieuses; les globules sanguins pourraient s'y engager, s'il en était ainsi dans l'état naturel, mais il fallait s'efforcer d'être compris.

B. Veine. C. Vaisseau lymphatique.

D. Filet nerveux plongeant dans le tissu.

PLANCHE II.

Mesentère vu plus près du gros intestin chez une autre grenouille.

A. Artères. V. Veines.

D. Petite dilatation de l'artère simulant une poche anévrismale. Les parois de cette poche sont aussi transparentes que celles du reste de l'artère.

E. Très nombreuses ramifications des dernières divisions de l'artère nourricière principale, plus larges que les autres artères capillaires, et formant dans le tissu des sortes de varices presque visibles à l'œil nu dans leurs détails; mais, certainement, elles produisaient un effet d'injection bleue (52).

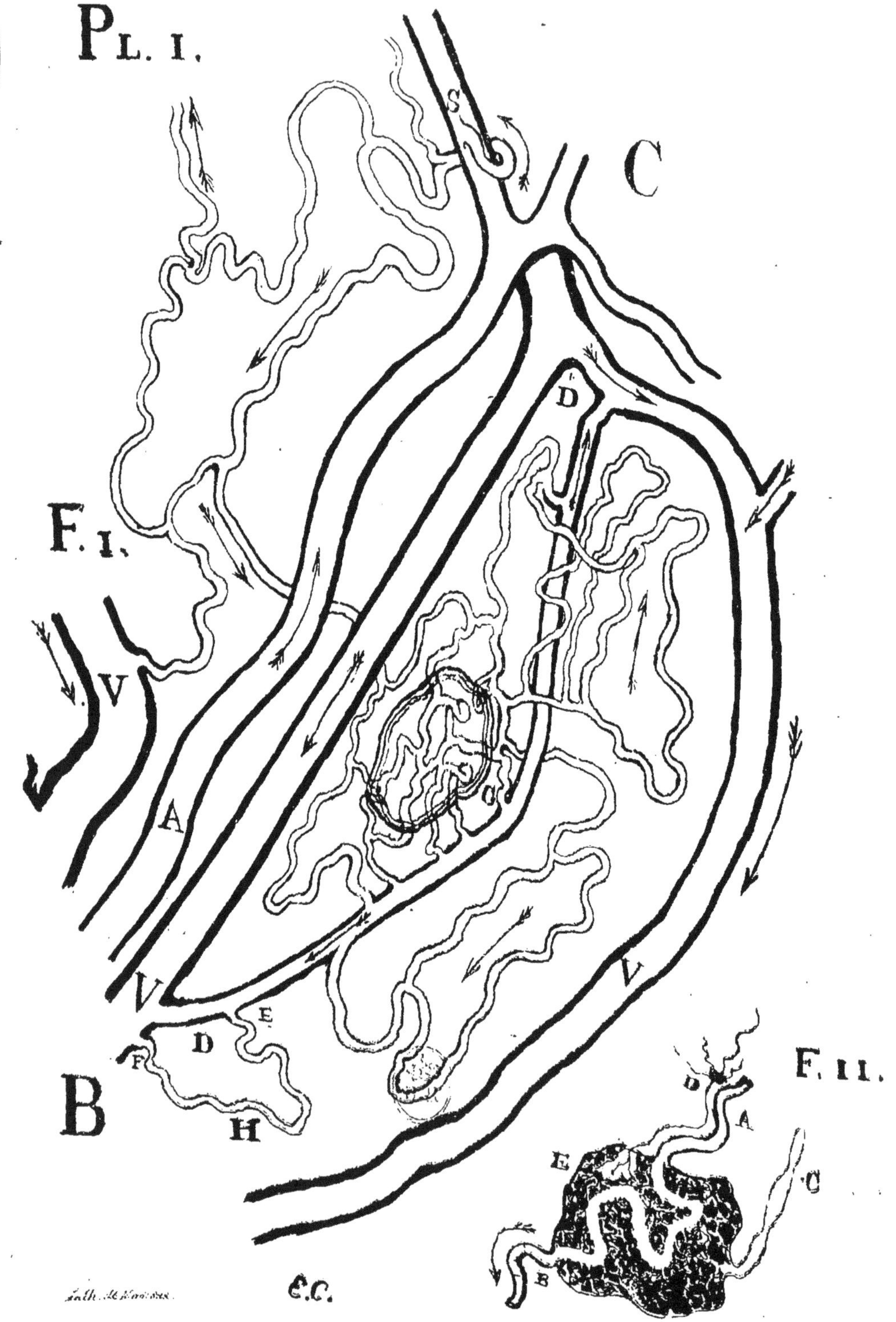

PL. I.
S
C
D
F. I.
V
A
C
V
V
E
D
F
B
H
F. II.
D
A
E
C
B
E.C.

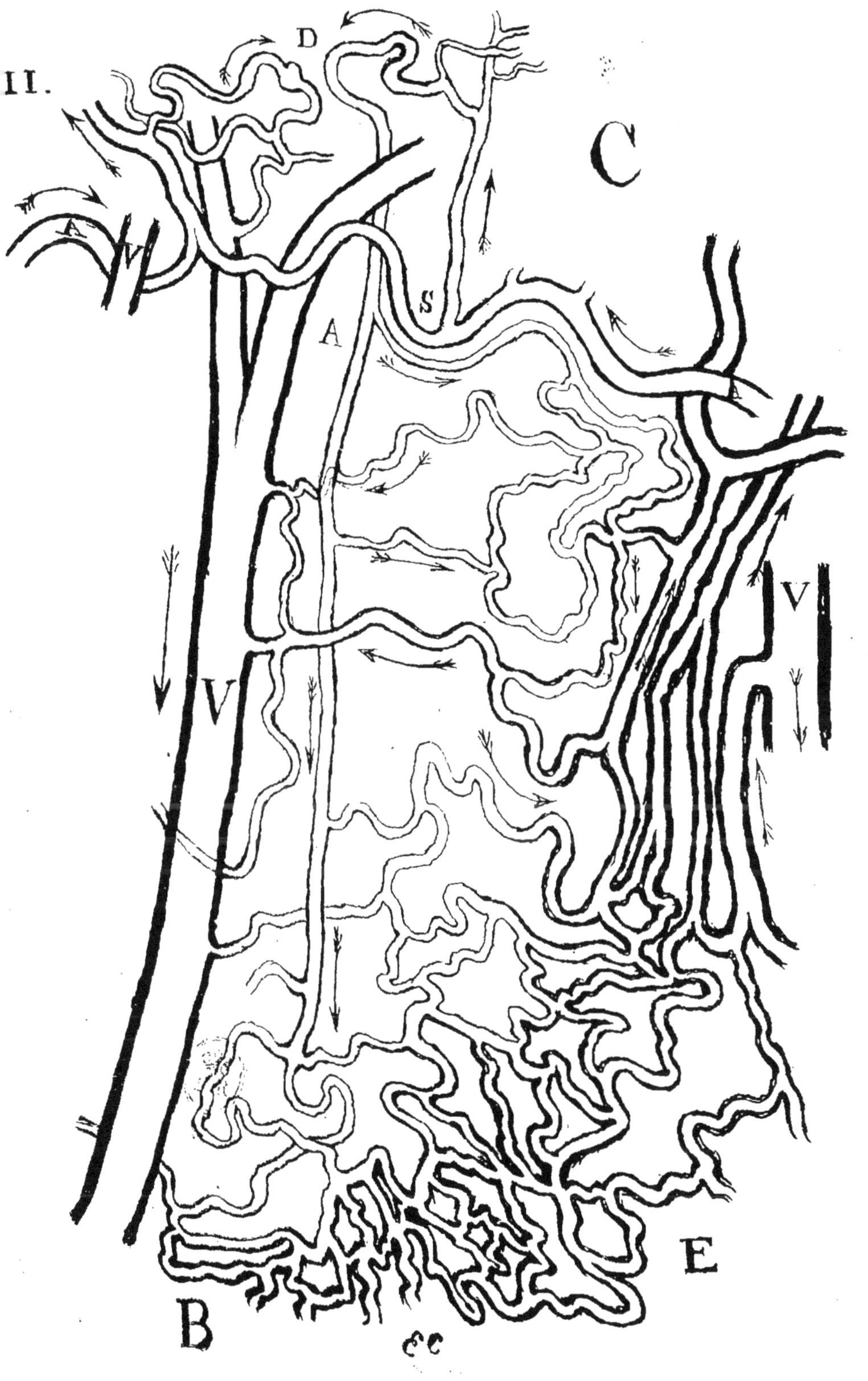
II.
D
C
A
S
A
V
V
E
B
cc

BIBLIOTHEQUE NATIONALE DE FRANCE
3 7531 03086829 4

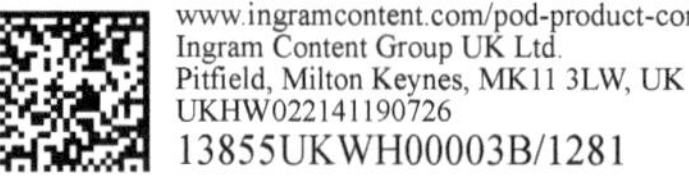

www.ingramcontent.com/pod-product-compliance
Ingram Content Group UK Ltd.
Pitfield, Milton Keynes, MK11 3LW, UK
UKHW022141190726
13855UKWH00003B/1281

9 782012 982338